BEI GRIN MACHT SICH IHR WISSEN BEZAHLT

- Wir veröffentlichen Ihre Hausarbeit,
  Bachelor- und Masterarbeit

- Ihr eigenes eBook und Buch -
  weltweit in allen wichtigen Shops

- Verdienen Sie an jedem Verkauf

Jetzt bei www.GRIN.com hochladen
und kostenlos publizieren

GRIN ☺

Pflegemodelle und -theorien bei Demenz. Auswahl und Implementierung eines Pflegemodells für Demenzerkrankte im pflegerischen Alltag

Andrea Gundolf

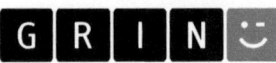

Bibliografische Information der Deutschen Nationalbibliothek:

Die Deutsche Nationalbibliothek verzeichnet diese Publikation in der Deutschen Nationalbibliografie; detaillierte bibliografische Daten sind im Internet über http://dnb.d-nb.de abrufbar.

ISBN: 9783346321664
Dieses Buch ist auch als E-Book erhältlich.

Coverbild: Robert Kneschke @shutterstock.com

Druck und Bindung: Books on Demand GmbH, Norderstedt Germany
Gedruckt auf säurefreiem Papier aus verantwortungsvollen Quellen

Das vorliegende Werk wurde sorgfältig erarbeitet. Dennoch übernehmen Autoren und Verlag für die Richtigkeit von Angaben, Hinweisen, Links und Ratschlägen sowie eventuelle Druckfehler keine Haftung.

Das Buch bei GRIN: https://www.grin.com/document/975543

Studiengang: Akad. Gesundheits- und Pflegemanagement

Lehrveranstaltung: **Analyse von Pflegemodellen und –theorien**

Titel:
„Pflegemodelle und Theorien bei Demenz"

Erstellt von: Andrea Gundolf, M.Ed. (2017)

Inhaltsverzeichnis:

Einleitung

Die Entwicklung von Pflegetheorien und -modellen geht mit der wissenschaftlichen Diskussion um das Thema Gesundheit einher, meint Herlinde Steinbach (2011). In den jeweiligen Gesundheitsmodellen erhält die Gesundheit(-sförderung) unterschiedliche Relevanz. In bedarfsorientierten Modellen werden die Grundbedürfnisse von Menschen in den Mittelpunkt gestellt. Im Modell nach Nancy Roper wiederum sind die Bereiche als Lebensaktivitäten bzw. Aktivitäten des täglichen Lebens (ATL) angeführt.

Ein weiteres Modell entstand nach der Idee von Dorothea Orem, die sich die Frage stellte: Wie soll Pflege beschaffen sein, um PatientInnen wieder gesunden zu lassen? Orem entwarf das Modell der Selbstpflege (Steinbach 2011: 149). Nach Silvia Neumann-Ponesch (2017) wurden in den vergangenen zehn Jahren Begriffe wie z. B.

- Pflegekonzept,
- -theorien und
- -modelle sowie Gedanken der PflegetheoretikerInnen Orem, Pelau, Roper und anderen PflegeexpertInnen verbunden. Die Theorien und Modelle haben die Aufgabe, Pflege als eigenständige wissenschaftliche Disziplin im gesellschaftlichen Kontext umzusetzen (Neumann-Ponesch 2017: 11).

Im deutschsprachigen Europa war die Umsetzung von Pflegetheorien in die Pflegepraxis noch vor etwa zehn Jahren kaum gegeben. Mittlerweile ist bestätigt, dass der Pflegeberuf einen wissenschaftlich klar definierten Rahmen aufweisen sollte (ebd. 2017: 12).

Zwei Expertinnen, die für eine evidenzbasierte Pflege stehen und Pflegetheorien und -modelle für die Pflegepraxis entwickelten, werden in der folgenden Arbeit vorgestellt. Das Pflegemodell der Pflegepädagogin Marit Kirkevold (1997) und jenes der Medizinsoziologin und Pflegewissenschaftlerin Alaf Ibrahim Meleis (1999) werden verglichen und die Gemeinsamkeiten bzw. die Gegensätze aufgezeigt.

Es erfolgt die Auswahl eines geeigneten „Pflegemodells bei Menschen mit Demenz" und eine kritische Betrachtung des Analysemodells. Darauffolgend wird die Umsetzung des gewählten Modells im Pflegealltag beschrieben und begründet.

1 Das Modell zur Evaluation von Theorien nach Meleis (1999)

Das Pflegetheorie-Modell von Meleis (1999) wird im Folgenden beschrieben. Des Weiteren wird ihr Zugang zu den Analyse- bzw. Evaluationsschritten sowie Entscheidungen für die jeweiligen Pflegetheorien aufgezeigt.

Nach Meleis (1999) wird die Evaluierung von Theorien schon seit Anbeginn von Pflegekräften durchgeführt, um die praktische Anwendbarkeit der Pflegehandlungen einzuschätzen oder um Curricula für den Unterricht sowie pflegerische Entscheidungen abzusichern.

Die Evaluierung von Pflegetheorien ist essenziell für die Pflegepraxis und sorgt aus den folgenden Gründen für eine Wissenserweiterung, denn sie

- erleichtert die Entscheidung, welche Theorie sich besser für Forschung, Unterricht, Verwaltung und Beratung eignet,
- sorgt für die Erforschung von Praxisaspekten oder dient als Vorgabe für Forschungsprojekte,
- stellt einen Vergleich zwischen diversen Phänomenen her, macht diese erklärbar und vergleichbar,
- ermöglicht die Berücksichtigung des soziokulturellen Kontextes des Theoretikers und die Erkenntnisse rund um die Disziplin,
- lässt Überzeugungen einer Fachrichtung einfacher erfassen,
- macht Lernvorgänge eines Fachgebietes erkennbar,
- bewirkt Veränderungen im klinischen Alltag und lässt Forschungsprioritäten transparent werden,
- legt Unterrichtsinhalte und Leitlinien für pflegeadministrative Tätigkeiten fest,
- stellt einen Rahmen für die Pflege her, um Pflegearbeit auch in der Öffentlichkeit sichtbar zu machen und
- lässt weitere Schritte zur Forschung bzw. Theorieweiterentwicklung zu (Meleis 1999: 391f).

Letztlich dient eine Evaluierung dazu, Theorien kritisch zu beleuchten. Zwei Disziplinen haben nach Meleis (1999) die Evaluation von Pflegetheorien mitbeeinflusst, nämlich die Soziologie und die Psychologie.

Die Pflegewissenschaftlerin führt einige Kriterien an, wie Entscheidungen für jeweilige Pflegetheorien erfolgen können:

o **Persönliche Kriterien:** Personen entscheiden selbst oft intuitiv und wenden die Theorie nach den individuellen Ansichten an.

o **Mentorabhängige Kriterien:** Personen, die nach diesen Kriterien vorgehen, haben bereits Informationen von TheoretikerInnen erhalten. Sie wurden unterrichtet, nachhaltig beeinflusst und geformt durch Lernerfahrung.

o **Theoretikerabhängige Kriterien:** Entscheidung für die entsprechende Theorie ist abhängig von der Person der TheoretikerIn d. h. welchen Bekanntheitsgrad und welches Ansehen die bzw. der jeweilige ExpertIn vorzuweisen hat.

o **Literaturabhängige Kriterien:** Personen, die sich aufgrund einer entsprechenden Literatur für die jeweilige Pflegetheorie entscheiden.

o Soziopolitische Kongruenz: Vielfach haben die soziopolitische Ausgangslage sowie die ökonomischen Voraussetzungen zur Entscheidung einer Theorie beigetragen bzw. diese begünstigt.

o Anwendbarkeit: Der Schweregrad (möglichst einfach) der Umsetzbarkeit ist meist die Begründung für die Entscheidung (ebd: 392ff).

Um mit der Evaluierung einer Theorie beginnen zu können, sollte nach Meleis (1999) eine Begrenzung des Forschungsprojekts vorgenommen werden.

Die Begrenzung hängt von der Theoriebreite, dem gewählten Zeitraum und dem Theorieverständnis ab, die die jeweilige Person in den Evaluationsprozess mitbringt. In dieser Phase sollten objektive und subjektive Anteile getrennt werden.

Unterschieden wird in strukturelle und funktionale Komponenten.
*   **Strukturelle Komponenten:** Annahmen, Konzepte und Behauptungen
*   **Funktionale Komponenten:** Fokus, KlientIn, Pflege, Gesundheit, Pflegekraft, Patienteninteraktion, Umwelt, Pflegeproblem, Pflegetherapeutiken (ebd: 399).

Meleis (1999) bemerkt, dass die erste Beschreibungsstufe strukturell ist. Erst d Kleinschreibung?arauffolgend kann die funktionale Darstellung erfolgen. Die funktionale Komponente befasst sich mit Konzepten der Pflegebereiche. Gleichzeitig werden mithilfe der funktionalen im Vergleich zur strukturellen Einschätzung voraussichtliche Konsequenzen und der Zweck einer Theorie mitberücksichtigt.

Eine Theorie beinhaltet Fragen wie z. B.:
*   Um welche Zielgruppe handelt es sich (KlientIn, Familie, Gruppe oder Gesellschaft)?
*   Was ist das Ziel der Pflegehandlung? Die Gesundheit des/der KlientIn sollte das Hauptziel sein.
*   Welche Beschreibungen verwendet eine Theorie für Begriffe wie z. B. Pflege, KlientIn, Gesundheit, Pflegeprobleme, Umwelt, PflegerIn?
*   Sind diese Erklärungen verständlich und korrekt?
*   Kann die Theorie transparent machen, welche Ursachen zum Pflegeproblem führen und ob der Mensch selbst oder seine Umwelt die Gründe dafür sind?
*   Kann mit der Theorie die Notwendigkeit einer Pflegeintervention ersichtlich werden?
*   Bestehen standardisierte Vorgaben für Interventionsschritte und wie werden diese bezeichnet?
*   Bestehen Richtlinien für die Rolle der Pflegekraft?
*   Zeigt die Pflegetheorie das Resultat der Pflegehandlungen auf?
*   Gibt es Vorgaben, wie darauf reagiert werden kann (ebd: 404f)?

Unter **Analyse** versteht Meleis (1999) das Erkennen von Teilbereichen einer Untersuchung anhand vorgegebener Richtlinien.

Analyse beinhaltet **Konzept- und Theorieanalyse.**

Meleis beschreibt die **Konzeptanalyse** als einen wertvollen Prozess in der Theorieentwicklung und -evaluierung. Sie bezieht sich auf Wilson (1969) und meint: Für die Analyse von Konzepten sind folgende Schritte und Techniken möglich. Dazu zählen:

- Begriffe erklären und erkennen sowie beschreiben der diversen Bereiche und Schwerpunkte des Konzepts.
- Vergleichen des Modells mit anderen Konzepten, auch um eine Grenzziehung vorzunehmen.
- Benennen der Begleitumstände, die zum Konzept führten und die resultierenden Folgen (z. B. Krankheit, Genesung, Verlust, Geburt und deren Folgen: Kummer, Desorientierung ...).
- Entwickeln, benennen und analysieren von Fall- oder Modellbeispielen oder Beispielen, die dem Gegenteil entsprechen (Wilson 1969, zit. nach Meleis 1999: 406f).

Die **Theorieanalyse** umfasst nach Meleis (1999) die Einbeziehung wichtigster Variablen, die wiederum eine Entstehung der bestehenden Theorie beeinflussen können. Im Gegensatz zur Konzeptanalyse, die in der Theorieentwicklung und -erprobung schon früh einsetzt, tritt die Theorieanalyse erst spät ein.

Die umfassende Analyse von Theorien ist auch von der dezidierten Untersuchung der Autorin abhängig. In den Analyseprozess wirken berufliche und wissenschaftliche Netzwerke sowie MentorInnen, StudentInnen und SponsorInnen mit ein (Meleis 1999: 407).

2. Das Modell zur Analyse und Evaluation von Theorien nach Kirkevold (1997)

Im folgenden Abschnitt wird das Modell nach Kirkevold (1997) zur Analyse und Evaluierung von Pflegetheorien beschrieben. Kirkevold (1997) bezieht in ihrem Modell zur Analyse und Evaluation von Theorien die Erfahrungen anderer ExpertInnen mit ein.

Bereits existierende Pflegemodelle von Meleis et al. (1985) werden in der Darstellung des Modells von Kirkevold (1997) angeführt. Sie gliedert ihr Modell in in zwei Teile: Die **Theorieanalyse** und **Evaluation**.

Das Modell zur Analyse und Evaluation von Theorien wird aus fünf Analyse- und Evaluationsschritten zusammengesetzt:
>1: Zusammenfassung der Hauptkomponenten (Analyse)
>2: Aussagen der Theorie zur Krankenpflege (Analyse)
>3: Das „Weltbild" der Theorie (Evaluation/Analyse)
>4: Theoretische Haltbarkeit (Evaluation)
>5: Praktische Brauchbarkeit (Evaluation)

Die **Analyse** gliedert Kirkevold (1997) in folgende Teilbereiche:

Hauptkomponenten der Theorie:

1. Was sind die wichtigsten Bausteine der Untersuchung?
2. Welche Beziehung haben die Elemente zueinander?

Aussagen der Theorie zur Gesundheits- und Krankenpflege

1. Welche Definition von Gesundheits- und Krankenpflege erfolgt anhand der Theorie?
   a. Um wen handelt es sich (z. B. PatientIn)?
   b. Welche Pflegeprobleme sind zu bearbeiten?
   c. Welche Faktoren sind für Pflegende zu beachten?
   d. Welche Pflegeziele gibt es?
   e. Welche Methoden werden für die pflegerischen Maßnahmen benötigt?
   f. Welcher Zusammenhang besteht mit der Pflege?
2. Beschreibt die Pflegetheorie einen Zustand, Beistrich? der ist oder der sein sollte?
3. Wie lautet die Hauptthese der Theorie (Kirkevold 1997: 40)?

Das Weltbild der Theorie

1. Dieses soll ergründen, welche Vorstellungen der Autor von der Wirklichkeit hat, d. h. welche Theorien und Wertsysteme der Theorie zugrunde liegen.
2. Mit dem Begriff Weltbild der Theorie soll erkannt werden, welchen Hintergrund die Theorie hat und in welchen sozialen Zusammenhang sie entwickelt wird (ebd.: 154f).

Die **Evaluation** wird von Kirkevold (1997) in theoretische Haltbarkeit und praktische Brauchbarkeit unterteilt.

<u>Theoretische Haltbarkeit:</u>

1. Werden Darstellungen bzw. Definitionen eindeutig erkennbar und besteht ein logischer Aufbau der Theorie?
2. Passt die Theorie zu den Pflegephänomenen, die dargestellt werden sollen?

<u>Praktische Brauchbarkeit:</u>

1. Passt die Theorie zu der Wirklichkeit, die der Leser wahrnimmt?
2. Ist diese Theorie auch für die Praxis geeignet und weitreichend anwendbar?
3. Welche Pflegepraxis beschreibt die Theorie und ist eine ethische Verantwortung gegeben?
4. Grenzt sich diese Theorie eindeutig von anderen Fachgebieten ab (ebd.: 40)?

3. Gemeinsamkeiten bzw. Unterschiede der Pflege-Modelle nach Kirkevold und Meleis

Gemeinsamkeiten und Unterschiede bezüglich der Pflegetheorien nach Kirkevold (1997) und Meleis (1999) werden im folgenden Abschnitt erläutert.

Meleis (1999) gliedert Pflegetheorien ebenso wie Kirkevold (1997) in zwei Bereiche. Diese lauten: **Theorieanalyse und Evaluation.**

Analyse

Kirkevold (1997) unterteilt die **Analyse** wiederum in zwei Teilbereiche:

1. Hauptkomponenten der Theorie. Worum geht es und in welcher Beziehung stehen die zu untersuchenden Elemente.
2. Aussagen der Theorie zur Krankenpflege. Damit werden detaillierte Aussagen getroffen, wie z.B. WER, WAS, WIE, WOZU wird gepflegt.

Auch Meleis (1999) gliedert die **Analyse** in zwei Teilbereiche. Sie benennt diese jedoch als **Konzept- und Theorieanalyse.**

Meleis (1999) beschreibt die **Konzeptanalyse** als einen grundlegenden Entstehungsprozess in der Theorieentwicklung und -evaluierung. Damit wird es möglich, Begriffe wie Modelle und Begleitumstände zu erklären, verstehen und beschreiben. Gleichzeitig kann man damit unterschiedliche Konzepte vergleichen und unterscheiden.

Theorieanalyse tritt nach Meleis (1999) erst zu einem späteren Zeitpunkt ein. Damit werden Theorien analysiert und anhand Variablen mitbeeinflusst, wobei die Untersuchung von der Sichtweise der Autorin und ihrem wissenschaftlichen Netzwerk abhängig ist.

Evaluierung

Evaluation wird von Kirkevold (1997) in theoretische Haltbarkeit und praktische Brauchbarkeit unterteilt.

Theoretische Haltbarkeit meint:
Sind Darstellungen und Definitionen bzw. Aufbau der Theorie eindeutig erkennbar und passend zu den Pflegephänomenen.

Praktische Brauchbarkeit:
Ist die Theorie praktisch bzw. weitreichend anwendbar und welche Pflegepraxis wird damit beschrieben?

Besteht eine Abgrenzung zu anderen Theorien und eine ethische Verantwortung?
Meleis (1999) führt ihre Beschreibungen der **Evaluierung** von Pflegetheorien detaillierter als Kirkevold (1997) aus, es werden ähnliche Aspekte genannt. Sie bemerkt außerdem, dass Pflegekräfte schon seit

Anbeginn Pflegetheorien evaluieren und mithilfe von Evaluation Lernvorgänge einer Disziplin erkannt werden können. Meleis (1999) meint, dass anhand von **Evaluierung** alltägliche Pflegeentscheidungen abgeändert und standardisierte Pflegemaßnahmen festgelegt werden können. Meleis (1999) bemerkt, dass vor der Evaluierung einer Pflegetheorie die Begrenzung des Forschungsprojektes erfolgen sollte. Es kann gesagt werden, dass beide PflegewissenschaftlerInnen eine ähnliche Aussage bzgl. Analyse und Evaluierung von Pflegetheorien treffen, wenn auch die Auflistung und Benennung der Faktoren anders erfolgt.

Der Text von Kirkevold (1997) erscheint logisch aufgebaut mit dem Blick auf das Wesentliche und umfasst alle Komponenten, die auch Meleis (1999) anführt. Meleis (1999) definiert die Schritte der Analyse und Evaluation genauer und umfassender. Sie geht bei den Beschreibungen ins Detail und ist im Vergleich zu Kirkevold (1997) weniger strukturiert im Aufbau.

4 Das geeignete Modell zur Analyse für Menschen mit Demenz-Relevanz und Adaptionsbedarf

Die Entscheidung für ein Analysemodell fällt im nächsten Abschnitt. Damit soll folgend ein Pflegemodell bearbeitet werden, das für an Demenz erkrankten Personen am geeignetsten erscheint. Zur Auswahl stehen das Analysemodell nach Kirkevold (1997) und Meleis (1999).

Mit Demenz ist ein Überbegriff für Krankheitsbilder gemeint, die zu fortschreitenden Verlusten von geistigen bzw. kognitiven Funktionen führen, wie z. B. Denken, Orientierung und Lernfähigkeit, Sprache, Auffassung und Urteilsvermögen. Die Alltagsbewältigung kann von den betroffenen Personen nur eingeschränkt erfolgen (Alzheimer Austria o. J.: o. S.).

Betreuung und Therapie von Menschen mit Demenzerkrankung beruht nach Gatterer (2009) auf vier Pfeilern:

- biologische (Medizinische Maßnahmen, Pflege, Therapie),
- psychologische bzw. psychotherapeutische,
- soziale Maßnahmen und
- die Veränderung bzw. Anpassung der Umgebungsbedingungen.

Angestrebt wird die Erhaltung bzw. Ausweitung der kognitiven Leistungsfähigkeit und Selbständigkeit. Ebenso wird an einer gezielten Verbesserung des Wohlbefindens, der Lebensqualität und sozialen Integration gearbeitet. Die Behandlung mit Antidementiva, kognitivem Training, der Schulung der Angehörigen zählt ebenso zu den therapeutischen wie auch pflegerischen Maßnahmen (Pflege Professional 2016: o. S.).

Komplexe Pflegekonzepte und Interventionen werden in den Praxisalltag unter erschwerten Bedingungen implementiert, da die Entwicklung, Anwendung und Evaluation einen hohen Arbeitsaufwand darstellt. Daher stellen entsprechende Rahmenbedingungen sowie Arbeitsorganisation, Evaluationen und Dokumentation Voraussetzungen für die Umsetzung und Anwendung der Modelle in der Praxis dar.

Für die Betreuung und Pflege von Personen mit demenziellen Beeinträchtigungen stehen folgende Konzepte zur Verfügung:

- Medizinisches Modell
- Rehabilitationsmodell
- Ökologisches Modell
- Psychosoziales Modell
- Kommunikationsmodell
- Verhaltensmodell

Auf Grundlage allgemeiner Pflegemodelle wurden Konzepte und Modelle speziell für Demenzkranke Personen entwickelt, bspw. das Modell der fördernden Prozesspflege von Monika Krohwinkel, das psychobiografische Pflegemodell nach Erwin Böhm oder die Validation nach Naomi Feil etc. (Pertl, Laschkolnig, Stürzlinger 2016: 6-12).

Validation nach Naomi Feil basiert auf diversen Prinzipien der Psychologie und wurde zwischen 1963 und 1980 entwickelt und ist in dieser Arbeit als Pflegemodell angeführt, anhand dem die Analyse und Evaluation der Pflegetheorie erfolgen soll.

Die praktische Anwendbarkeit des Analysemodells von Kirkevold (1997) erscheint für die Umsetzung der Analyse eher gegeben und wird zur Bearbeitung des Pflegemodells für Menschen mit Demenz herangezogen.

Anhand der Theorie nach Kirkevold (1997) wird im Folgenden die Analyse des Validations-Modells durchgeführt. Dabei zeigt sich, dass die Formulierung der einzelnen Analyseschritte die grundlegende Thematik der Bearbeitung erfasst.

Einzelne Bereiche wie z. B. im Bereich **„Praktische Brauchbarkeit"**
-> **„12. Ist die Theorie auch für die Praxis geeignet?"** und
-> **„13. Ist die Theorie weitreichend anwendbar?"**
könnten nach Meinung der Autorin auch zusammengefasst dargestellt werden oder sind nicht relevant. Um die Analyse- und Theorieschritte sichtbar zu machen, wurde die Vorgaben Kirkevolds (1997) eingehalten.

Zur Analyse des Pflegekonzepts „Validation nach Naomi Feil" für an Demenz erkrankte Personen wird das Theoriemodell von Kirkevold (1997) in dieser Arbeit bevorzugt, da anhand der klaren Struktur des Theoriemodells davon ausgegangen werden kann, dass die Umsetzung im Pflegealltag eher gegeben ist.

6 Analyse des Pflegemodells

Anhand dem Pflegekonzept „Validation nach Naomi Feil", das für Demenzerkrankte Personen entwickelt wurde und welches??? in dieser Arbeit zur Auswahl kommt, erfolgen die Analysekriterien nach Kirkevold (1997).

Das Pflegekonzept Validation nach Feil wurde 1982 von der Sozialarbeiterin und Assistenzprofessorin Naomi Feil erstmalig veröffentlicht. Der Begriff „Validation" ist urheberrechtlich geschützt und die Ausbildung erfolgt über autorisierte Institute. Weltweit orientieren sich etwa 30.000 Einrichtungen an diesem Konzept und mehr als 100.000 Pflegende und Angehörige nahmen bereits an einem Schulungsprogramm zur Anwendung dieses Konzepts teil (Meyer 2014: 79f).

Der **Analysevorgang** nach Kirkevold (1997) wird im Folgenden beschrieben:

Hauptkomponenten der Theorie

1. *Wichtigste Elemente der Untersuchung:*

Grundlage der Validationsmethode ist die Theorie, dass alte Menschen an ihrem Lebensende mit unerledigten Lebensangelegenheiten zu kämpfen haben. Mithilfe der Validation ist es möglich, menschliches Verhalten in vier Phasen einzuteilen und damit eine Verschlechterung des jeweiligen Verhaltensbereichs anzuzeigen.

Die vier Phasen lauten:
- Mangelhafte/ unglückliche Orientierung
- Zeitverwirrtheit
- Sich wiederholende Bewegungen
- Vegetieren (Validation Training Institute: o. J.)

2. *Welche Beziehung haben die Elemente zueinander?*

Validation ist eine Gesprächstechnik (der verbalen bzw. nonverbalen Kommunikationsform mit praktischen Techniken), durch die ein Zugang zur Erlebniswelt der Menschen mit demenziellen Beeinträchtigungen möglich wird. Die Kommunikation findet vorrangig auf der Beziehungsebene, weniger auf der inhaltlichen Ebene statt. Da die Pflegekraft auf individuelle Weise mit dem Pflegenden in Beziehung steht, beeinflusst sie die Pflegetheorie (Pertl, Laschkolnig, Stürzlinger 2016: 12)

Anhand der Validationstechniken wird der nonverbale und verbale Ausdruck geschult. Pflegende und Angehörige, die Validation anwenden, sind fürsorglich, urteilsfrei und offen gegenüber geäußerten Gefühlen. Jahrelang unterdrückte Emotionen können mithilfe der Validationstechniken zu einer Verbesserung der Kommunikation führen und mithilfe der Technik kann ein Abgleiten in ein nachfolgendes Stadium z. B. Desorientierung verhindert werden (Validation Training Institute: o. J.).

Aussagen der Theorie zur Krankenpflege

Für jedes der vier Stadien
- Stadium der mangelhaften bzw. unglücklichen Orientierung,
- der Zeitverwirrung,
- der sich wiederholender Bewegungen,
- des Vegetierens,

werden körperliche sowie psychologische charakterisierende Merkmale zugeordnet und Techniken angewendet um ein Fortschreiten ins jeweils nächste Stadium entgegenzuwirken (Pertl, Laschkolnig, Stürzlinger 2016: 12).

3. *Welche Definition zur Krankenpflege erfolgt anhand der Theorie?*

Feil entstammt dem Fachbereich der Sozialarbeit.
Sulimma (2003) beschreibt, dass die Persönlichkeit und Biographie der einzelnen Personen in der Anwendung des Validations-Konzepts nach Feil miteinbezogen werden und sie dabei besonders auf nichtkognitive Symptome achtet. Die Validation geht damit über die biomedizinische Sichtweise von Demenz hinaus (Sulimma 2003: 126).

a. Um wen handelt es sich?

Das Modell wurde für den desorientierten alten Menschen konzipiert.
Meyer (2014) zitiert Feil wenn er meint, dass desorientierte und alte Menschen ein produktives und funktionierendes Leben führen, ehe die Summe der Verluste sie in die Vergangenheit flüchten lässt.

Desorientierte alte Menschen
- weisen festgefahrene Verhaltensweisen auf,
- bleiben bei überholten Rollen,
- ringen mit unbewältigten Gefühlen,
- es erfolgt ein Rückzug aus der Gegenwart, damit das Überleben gesichert ist und
- sie zeigen bedeutende kognitive und intellektuelle Leistungseinbußen (Meyer 2014: 82).

b. Welche Pflegeprobleme sind zu bearbeiten?

Zusammengefasst handelt es sich bei der Anwendung von Validation um Menschen mit mittelschweren oder schweren demenziellen Beeinträchtigungen (Pertl, Laschkolnig, Stürzlinger 2016: 12).

c. Welche Faktoren sind für Pflegende zu beachten?

Validation verfolgt das Ziel, alten und desorientierten Menschen bei der Ausführung seiner Lebensaufgaben zu unterstützen. Empathisches Zuhören, Wertschätzung und das Bestätigen der Gefühle sind erforderlich, damit die verdrängten Emotionen befreit werden können (Meyer 2014: 82). Bei diesem Konzept kommt eine Biographie-Arbeit zum Einsatz.

d. Welche Pflegeziele gibt es?

Validation soll helfen, das Selbstwertgefühl des Betreffenden wiederherzustellen, eine Reduzierung von Stress bewirken, eine Rechtfertigung des gelebten Lebens ermöglichen, unausgesprochene Konflikte der Vergangenheit auflösen, chemische und physische Zwangsmittel (Medikamente) reduzieren, die verbale bzw. nonverbale Kommunikation verbessern, um Rückzug in das Vegetieren zu verhindern sowie die Bewegungsfähigkeit und das körperliche Wohlbefinden verbessern (Pertl, Laschkolnig, Stürzlinger 2016: 12).

e. Welche Methoden werden für die pflegerischen Maßnahmen benötigt?

Entsprechende Techniken (z. B. Erinnerungen herbeiführen, nach Extremen und Gegenteilen fragen, Basale Stimulation, Empathie und gezielte Gesprächstechniken zählen ebenso zu den Methoden des Validations-Konzepts wie das Sprechen mit beruhigender Stimme, fürsorgliche Berührungen und Musik (ebd.: 12).

f. Welcher Zusammenhang besteht mit der Pflege?

Validation nach Naomi Feil basiert auf verschiedenen Prinzipien der Psychologie (ebd.: 12).
Das Konzept beruht auf folgenden Prinzipien:

- **Verhaltensprinzipien**: Damit wird das Verhalten demenzerkrankter Personen aus behavioristischer (Anm.: verhaltensuntersuchender bzw. –erklärender Ansatz) Sicht erklärt.
- **Entwicklungsprinzipien**: Diese zeigen das Erleben aus entwicklungspsychologischer Sicht auf.
- **Psychologische Prinzipien**: Damit werden Gefühle aus psychoanalytischer Sicht erklärt (Meyer 2014: 83).

4. *Beschreibt die Pflegetheorie einen Zustand, der ist oder der sein sollte?*

Die Theorie nach Feil beschreibt den IST-Zustand von desorientierten Menschen und gibt Methoden und Techniken vor, die zur Verbesserung des Gesundheitszustandes führen können. Im Gegensatz zum medizinischen Modell, wo die PatientIn alle Stadien schrittweise durchläuft, kann nach Feil mit dem „Vier-Stadien-Modell" ein Durchlaufen aller Stufen verhindert werden. Es ist also kein Verlaufsmodell, das den Krankheitsprozess anzeigt, sondern ein Modell zur Einschätzung des Zustands einer Person (Sulimma 2003: 111).

5. *Wie lautet die Hauptthese der Theorie?*

Der Validations-Anwender erhält im validierenden Kontakt eine entscheidende Rolle. Wenn Einfühlungsvermögen, Wertschätzung und Akzeptanz im Kontakt mit den desorientierten Menschen fehlen, sind die Techniken nicht wirksam anwendbar und die gewünschten Ziele wie Steigerung des Wohlbefindens nicht zu erreichen (Sulimma 2003: 101).

Das Weltbild der Theorie

6. *Wie erkennt der Verfasser die Wirklichkeit?*

Der alleinige Zustand des Gehirns, der pathologischen Abbauprozesse, reichen nach Feils Ansicht nicht aus, um die Ursache von Desorientiertheit zu erklären. Sie meint, Verhalten orientiert sich in jedem Alter, unabhängig von einer Erkrankung, an der körperlichen, psychischen und sozialen Entwicklung.

7. *Was ist der Hintergrund der Theorie?*

Das Validationskonzept nach Feil entstand aus ihrer Unzufriedenheit mit bestehenden Konzepten in der Praxistätigkeit und beruht im Besonderen auf analytischer und humanistischer Psychologie und Psychotherapie. Aussagen von Rogers, Freud, Maslow, Jung etc. werden bei der Erstellung des Konzepts miteinbezogen. Eine bedeutende Position erhält Erikson (1966), als sie die „Theorie der Lebensstadien und Aufgaben" in sechs Stadien einteilte.

Die **Evaluation** der Pflegetheorien wird von Kirkevold (1997) folgend beschrieben:

Theoretische Haltbarkeit

8. *Werden Darstellungen bzw. Definitionen eindeutig erkennbar?*

Feil benennt den Zustand der Demenz durchgehend als Desorientiertheit alter Menschen. Sie gibt mit ihrem Modell eine Orientierungshilfe vor z. B. vier Phasen der Desorientierung anhand dieser können von den Pflegenden die entsprechenden Techniken eingesetzt werden, um dem Fortschreiten der Erkrankung entgegenzuwirken.

9. *Ist der Aufbau der Theorie logisch gestaltet?*

Sulimma (2003) stellt fest, dass bei nüchterner Betrachtung des Validationsmodells nach Feil ein Gebilde aus vielen verschiedenen Bruchstücken einzelner Theorien vorliegt, die bei genauer Betrachtung nicht zusammenzupassen scheinen und inhaltlich schwach oder unlogisch sind (Sulimma 2003: 112). In der Praxis zeigt sich jedoch eine hohe Zufriedenheit in Bezug auf die Anwendbarkeit.

10. *Ist die gewählte Art der Theorie passend zu den Pflegephänomenen, die dargestellt werden sollen?*

Bedeutungsvoll bei der Anwendung von Validation nach Feil ist, dass eine effektive Kommunikation mit desorientierten Menschen möglich ist. Unabhängig davon, ob eine Person falsche Dinge behauptet, scheinbar vom Thema abweicht, vermeintlich irrelevante Dinge sagt oder nicht mehr interagiert (Sulimma 2003: 79).

Praktische Brauchbarkeit

11. Passt die Theorie zu der Wirklichkeit, die der Leser wahrnimmt?

Feil entwickelte die Methode aus der Praxisanwendung. Damit konnte sie Erfolge erzielen, wenn auch die wissenschaftliche Belegbarkeit nicht durchgehend vorliegt.

12. Ist diese Theorie auch für die Praxis geeignet?

Kritisiert wird am Validationsmodell nach Feil die Modellbildung und weniger die Inhalte. Wenn das Modell nicht als alleinige Vorgabe dient, kann es eine hilfreiche Orientierung in der Praxis bieten. Die Validationsmethode konnte in der Praxis erfolgreich eingesetzt werden, wenngleich der theoretische Hintergrund des Konzepts eine untergeordnete Rolle spielt (Sulimma 2003: 112, 121).

13. Ist das Modell weitreichend anwendbar?

Sulimma (2003) zeigt auf, dass unabhängig dessen, dass Studien zum Konzept fehlen, die eine Wirksamkeit der Validation nach Feil belegen könnten, eine Reihe von Studien vorliegen, die diverse Teilaspekte des Umgangs mit dementiell erkrankten alten Menschen prüften. Erkannt wurde, das einzelne Aspekte der Validation richtig und hilfreich sind (Sulimma 2003: 118). Validation nach Feil ist trotz der starken theoretischen Mängel ein im Grunde geeigneter Ansatz für die Arbeit mit dementiell erkrankten alten Menschen, da sie die grundlegenden Voraussetzungen wie Empathie, Respekt und Förderung der Kommunikation beinhaltet. Dennoch ist die alleinige Anwendung der Validationsmethode in der Arbeit mit dementiell erkrankten alten Menschen nicht ausreichend (ebd.: 121).

14. Welche Pflegepraxis beschreibt die Theorie und ist eine ethische Verantwortung gegeben?

Die Wirkung von Validation ist bislang nicht wissenschaftlich bestätigt. Im Jahr 2006 erarbeitete eine Expertengruppe im Auftrag des Bundesministeriums für Gesundheit (DE) „Rahmenempfehlungen zum Umgang mit herausfordernden Verhalten bei Menschen mit Demenz in der stationären Altenhilfe" und es zeigte sich, dass die Anwendung von Validation bei Demenzerkrankten dennoch zu empfehlen ist (Bartholomeyczik et al. 2006: 87-90). Die Validation ist aus dem Praxisbereich entstanden und wird demnach praktiziert. Einige wenige Untersuchungen liegen vor, PraktikerInnen belegen im Wesentlichen die persönliche Überzeugung und Einschätzung der Wirksamkeit. Die fast ausschließlich intuitive Methode löst daher wegen ihrer Begründung Kritik aus. Pflegekräfte, die den Kontakt zu dementiell erkrankten Personen nicht herstellen konnten, fühlten sich unzulänglich, untauglich und entwickelten Burnout-Symptome. Die genannten negativen Aspekte stehen jedoch den Grundvoraussetzungen der Validation, der Wertschätzung, Echtheit und Empathie gegenüber (ebd. 2003: 117f).

15. _Grenzt sich diese Theorie eindeutig von anderen Fachbereichen ab?_

Feil wendet in ihrem Modell psychologische und psychotherapeutische Ideen an und bevorzugt bei der Anwendung von Validation die Arbeit in Teams, an dem unterschiedliche Berufsgruppen beteiligt sein sollten. So können in einem Alten- bzw. Pflegeheim SozialarbeiterInnen, PflegerInnen, HausmeisterInnen, PhysiotherapeutInnen, Angehörige oder Personen vom Küchenpersonal beteiligt sein. Validierende Arbeit ist somit ortsungebunden.

Es sollten regelmäßige Treffen im Team vereinbart werden, um gemeinsam den Fortschritt auszuwerten, über die zu validierenden Personen sprechen, gemeinsam zu überlegen, wer in eine Validationsgruppe aufgenommen wird, und um über persönliche Erfahrungen und Probleme in der validierenden Arbeit zu sprechen (ebd. 2003: 100).

7 Implementierung des Modells im Pflegealltag

Im Pflegekonzept Validation nach Naomi Feil stellen SozialarbeiterInnen der jeweiligen Einrichtung einen Knotenpunkt dar. Sie gelten als Anlaufstelle für BewohnerInnen, Angehörige, Pflegepersonal, BeschäftigungstherapeutInnen, Ehrenamtliche und auch für die Heimleitung. SozialarbeiterInnen wirken vernetzend und im multiprofessionalen Team. Konzepte wie z. B. die Validation können über die soziale Arbeit in das Gesamtkonzept eines Hauses integriert werden. Schulungen der MitarbeiterInnen und ehrenamtlichen HelferInnen, die entsprechend qualifizierte SozialarbeiterInnen durchführen können, sind für die Umsetzung eines Leitbildes unverzichtbar und stellen darüber hinaus auch eine Methode der Qualitätssicherung dar. Der Fokus liegt in dieser Diskussion bei ambulanter Pflege vor stationärer Versorgung. Ein Problem besteht derzeit in der unzureichenden Kooperation und Vernetzung einzelner Einrichtungen. Dabei ist zu beachten, dass eine Qualifizierung von Angehörigen in der Anwendung der Validation nach Feil im besonderen Maße dazu beitragen kann, dass ein an Demenz erkrankter Mensch länger zu Hause gepflegt werden kann. Anhand einer Koordinierung und Vernetzung von Angeboten kann die Lebenszufriedenheit und Versorgung der Betroffenen und die Zufriedenheit der Pflegenden im Besonderen gesteigert werden. Im Hinblick auf die sich verändernde Altersstruktur muss Alter neu definiert werden. Gesellschaftliche Unsicherheiten und Vorbehalte müssen abgebaut werden und Erschwernisse, die das Alter mit sich bringt, sollten beachtet werden. Dabei kann das Validationskonzept als wertvolle Vorlage dienen mit seinen Grundbausteinen Wertschätzung, Echtheit und Empathie (ebd. 2003: 130f).

Literaturverzeichnis

Alzheimer Austria (o. J.): Was ist Demenz? Online: http://www.alzheimer-selbsthilfe.at/was-ist-demenz/. Zugriff am 18.8.2017

Bartholomeyczik, Sabine/ Halek, Margareta/ Sowinski, C./ Besselmann, K./ Haupt, M./ Kuhn, C. (Müller-Hergl, C./ Perrar, K., M./ Riesner, C/ Rüsing, D./ Schwerdt, R./van der Kooij, C. Zegelin, A. (2006): Rahmenempfehlungen zum Umgang mit herausfordernden Verhalten bei Menschen mit Demenz in der stationären Altenhilfe. Online: https://web.archive.org/web/20150123170756/https://www.bundesgesundheitsministerium.de/file admin/fa_redaktion_bak/pdf_publikationen/Forschungsbericht_Rahmenempfehlungen_Umgang_De menz.pdf. Zugriff am 20.8.2017

Pflege Professional (2016): Bedürfnisorientierte Betreuungsstrukturen für ältere Menschen und mit Demenzerkrankung: Online: http://pflege-professionell.at/beduerfnisorientierte-betreuungsstrukturen-fuer-aeltere-menschen-und-mit-demenzerkrankung. Zugriff am 18.8.2017

Kirkevold, Marit (1997): Pflegetheorien. München, Wien, Baltimore: Urban & Schwarzenberg

Meyer, Bernd (2014): Pflegetheorien und Demenz: Eine kritische Betrachtung der Modelle von Feil und Böhm. Hamburg: Disserta Verlag

Meleis, Alaf, Ibrahim (1999): Pflegetheorie. Gegenstand, Entwicklung und Perspektiven des theoretischen Denkens in der Pflege. Bern, Göttingen, Toronto: Hans Huber

Neumann-Ponesch, Silvia (2017): Modelle und Theorien in der Pflege. 4. Überarbeitete Aufl.

Pertl, Daniela/ Laschkolnig, Anja/ Stürzlinger, Heidi (2016): Wissenschaftliche Begleitung der Demenzstrategie. Systematische Darstellung des aktuellen Wissensstandes zu den Fragestellungen der beteiligten Expertinnen und Experten. In: Gesundheit Österreich GmBH (Hrsg.): Ergebnisse zu Pflegekonzepten. Online: https://www.bmgf.gv.at/cms/home/attachments/9/8/2/CH1513/CMS1461302670755/ergebnisberic ht_wissenschaftlichebegleitungdemenzstrategie.pdf. Zugriff am 18.8.2017

Steinbach, Herlinde (2011): Gesundheitsförderung. Ein Lehrbuch für Pflege- und Gesundheitsberufe. 3. Akt. Aufl. Wien: Facultas

Sulimma, Katja (2003): „In Würde verrückt werden." Konzepte des Umgangs mit dementiell erkrankten älteren Menschen. Die Methode der Validation. Diplomarbeit. Online: http://www.sulimma.de/validation/Validation_Sulimma_2up.pdf. Zugriff am 20.8.2017

The Validation Training Institute (o. J.): Was ist Validation? Online: https://vfvalidation.org/was-ist-validation/?lang=de. Zugriff am 20.8.2017

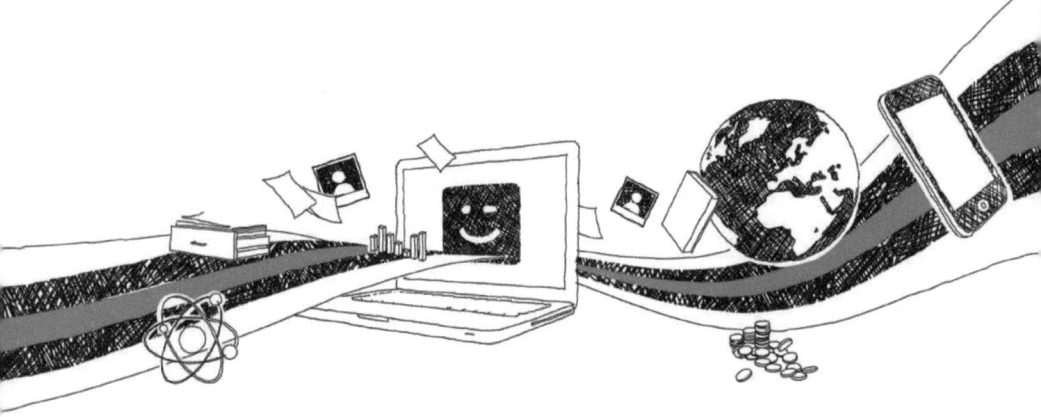
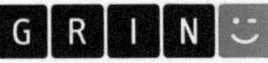